HILF DEINEM DARM

MIT DEM RICHTIGEN ESSVERHALTEN FÜR IMMER GESUND UND SCHLANK

I0413811

MARIO DINGES

Copyright © 2017 Mario Dinges
Libanonstr. 85
70186 Stuttgart

www.1fachgesund.de

ISBN-13: 978-1546474067
ISBN-10: 1546474064

Herstellung und Druck:
Siehe Eindruck auf der letzten Seite

Wichtiger Hinweis

Inhalt

Vorwort
von Dr. med. Wolfgang Maibach

In unserer großen Hausarztpraxis haben wir sehr viele Patienten, die wegen Beschwerden im Bereich der Speiseröhre, des Magens und des Darms Hilfe suchen. Mit Medikamenten ist leider auf Dauer keine ursächliche Heilbehandlung möglich. Also versuche ich, den Patienten eine andere Technik des Essverhaltens zu vermitteln. Das ist in unserer hektischen Zeit gar nicht so einfach. Mit der Verdauungsarbeit ist es ähnlich wie mit dem Zuknöpfen eines Hemdes: wenn man oben falsch beginnt wird es unten auch nichts mehr.

Patienten, die eine verbesserte Kautechnik umsetzen, berichten von enormen Erfolgen: Blähungen, Magenschmerzen und Aufstoßen sind weg. Die Müdigkeit weicht einer bisher nicht gekannten Leichtigkeit und Energie (Ausschüttung der Glückshormone Serotonin und Dopamin). Ein Übergewicht verschwindet allmählich und auf Dauer ohne irgendeine Diät. Die Blutwerte zeigen einen besseren Stoffwechsel an. Das Cholesterin mit dem HDL ("gutes Cholesterin") und dem LDL ("schlechtes Cholesterin"), die Triglyceride, der Blutzucker-Langzeitwert HBA1 und die Harnsäure gehen Richtung Normalisierung. Die Immunabwehr verbessert sich ebenfalls deutlich.

In dem hier vorliegenden Buch "HILF DEINEM DARM" hat Herr Dinges einen ausgezeichneten und anschaulichen Bericht seiner Erfolgsgeschichte gegeben. Die Zusammenhänge werden sehr gut erklärt. Kompakt hat der Autor in wenigen Schritten Anleitungen beschrieben, die der Leser leicht umsetzen kann: z.B. 11 Schritte, "die dich aus der Stressfalle befreien".

Ich wünsche diesem gelungenen Buch eine schnelle Verbreitung und werde es meinen Patienten sehr empfehlen.

Dr. med. Wolfgang Maibach – Facharzt für Allgemeinmedizin

Einleitung

Hallo, ich heiße Mario Dinges. Zuerst möchte ich mich bei dir bedanken, dass du das Buch "Hilf Deinem Darm"- Mit dem richtigen Essverhalten für immer gesund und schlank" gekauft hast. In meinem Ratgeber möchte ich dir eine Methode vorstellen, mit der du dich nie wieder mit komplizierten und zeitaufwendigen Ernährungsumstellungen oder Diäten rumquälen mußt. Ich möchte dir Mut machen, gerade wenn du bereits resigniert hast, es doch noch mal zu versuchen - es lohnt sich. Mit dem Kauf dieses Buches hast du bereits bewiesen, dass du deine Gesundheit selbst in die Hand nehmen möchtest. Dabei möchte ich dir gerne helfen.

Es ist so genial einfach, das sollte jeder wissen. Darum ist dieses Buch entstanden. Du besitzt bereits den Schlüssel in dir. Du musst nur eine kleine Änderung an deinem Essverhalten vornehmen. Die beste Ernährung (wenn es die überhaupt gibt) nützt nichts, wenn du nicht weißt, wie du sie richtig zu dir nehmen sollst. Ich möchte dir in diesem Ratgeber meine Erfahrungen, meine Kenntnisse, sowie Anleitungen und viele Tipps weitergeben, mit denen ich mich von meinen Beschwerden ohne Medikamente und ohne eine Operation befreien konnte.

Am Ende des Buches bekommst du noch die Möglichkeit ein kleines e-book als Geschenk zu erhalten.

Ich brauche dir bestimmt nicht lange erklären, wie wichtig ein gesunder Darm für deinen Körper ist. Darüber hast du dich bestimmt schon längst informiert und mit diesem Buch biete ich dir die Möglichkeit dieses Ziel zu erreichen.

Wir alle essen in der Regel viel zu viel und viel zu schnell. Kein Wunder also, dass unser Körper mit der Nahrung überfordert ist. Hier liegt die Hauptursache und der Beginn vieler aktueller Zivilisationskrankheiten. Dazu werden wir uns im 1. Kapitel erst einmal anschauen, warum unser Essverhalten heute so gestört ist.

Gründe warum unser Essverhalten gestört ist

Wir alle haben uns seit unserer Kindheit das Hinunterschlingen der Nahrung zur Gewohnheit gemacht. Keiner hat uns beigebracht unseren Bissen bis zu Ende zu kauen. Kauen bedeutet für uns lediglich das Zerkleinern und befeuchten der aufgenommen Nahrung damit diese gut und schnell geschluckt werden kann.

Unser Essverhalten ist heute zutiefst gestört. Wir essen entweder viel zu viel oder viel zu wenig. Da wir meistens unter Zeitdruck leiden und gestresst sind, wird schnell irgendwas Ungesundes, Fettiges oder Süßes viel zu schnell herunter geschlungen. Hauptsache der Magen ist gefüllt und nervt nicht. Oft essen wir erst spät Abends weil wir tagsüber einfach keine Zeit dafür haben.

Aus Gewohnheit essen wir auch wenn wir nicht hungrig sind. Oder essen weiter, obwohl wir schon längst satt sind. Emotionen haben ebenfalls großen Einfluss auf unser Essverhalten. Denn wenn wir gelangweilt, frustriert oder unglücklich sind, versuchen wir durch das Essen in einen positiveren Zustand zu kommen. Was leider nur vorübergehend anhält.

Jeder kennt das doch aus seiner Kindheit: Als Erziehungsmaßnahme wurde gutes Verhalten mit Essen belohnt. Fehlende Zuneigung haben wir mit Essen kompensiert. Es wurde für uns zur Gewohnheit. Heute als Erwachsener wird das Essen missbraucht für das, was man früher als Kind nicht erhalten hat.

Welche Ursachen und Auswirkungen hat hastiges Essen?

Werden die Nahrungsmittel schlecht gekaut und gleich geschluckt, bleiben sie länger im Magen und im Darm liegen. Wird die Stärke aus der Nahrung im Mund nicht mit Hilfe des Speichels in die wasserlösliche Vorstufe der Glukose abgebaut, kommt sie als wasserunlösliche, kleisterartige und zähe Masse in den Magen und dort beginnt sie nach einer Weile zu gären. Beim Gärungsprozess entsteht Kohlensäure, die die Magenschleimhaut reizt und angreift. Durch diese Fehlverdauung entstehen unangenehme Blähungen. Im schlimmsten Fall kann es allerdings auch zu einer Magenschleimhautentzündung führen. Nach außen hin macht sich das in einer stark belegten Zunge bemerkbar.

Der vergärende und säuernde Speisebrei wird weitertransportiert in den Darm. Im Darm kommt es dann zu Fäulnisprozessen, da hier fremde Bakterien (Parasitenbefall) hin gelangen, die durch gutes Einspeicheln und genügend Magensäure hätten abgetötet werden können. Dies kann sogar zu einer Selbstvergiftung des Körpers führen, da der Abfall nicht gleich wieder ausgeschieden wird. Besonders unsere Sinnesorgane, die Nerven, unsere Gefäße und die Hormondrüsen reagieren sehr empfindlich auf diese Zersetzungsgifte und auch alle Organe und Körperzellen werden in Mitleidenschaft gezogen. Weiß unser Körper nicht mehr weiter, versucht er durch Entzündungen die entstandenen Schlacken wieder loszuwerden.

Fast unbemerkt kommt es schleichend zu Kalkentzug

aus dem Gewebe, aus den Knochen und Zähnen, da der Körper auf diese Weise versucht, den Brei zu neutralisieren. Langfristig wird durch die Zersetzungsgifte die gesunde Bakterienflora geschädigt.

Du kannst dir das so vorstellen: Normalerweise sorgen zahlreiche nützliche Bakterien für eine gesunde Darmfunktion. Wenn du nicht richtig kaust, gelangen mit deiner Nahrung auch weniger nützliche Bakterien in deinen Darm. Du hast die Chance verpasst, die Nahrung bereits in deinem Mund so vorzubereiten, dass die "schlechten" Bakterien in deinem Magen abgetötet werden. Denn es ist so: Wenn du richtig gut kaust, regt das den Speichelfluss an und damit auch die Produktion der Magensäure. Je mehr Magensäure produziert wird, umso effektiver werden die Krankheitserreger abgetötet. Gelangen sie in deinen Darm, kämpfen nun die nützlichen und die weniger nützliche Bakterien gegeneinander. Bekommen die weniger nützlichen Bakterien die Oberhand, können sie Schäden in deinem Darm anrichten und führen zu Magen- und Darmerkrankungen. Aber auch Übergewicht kann die Folge sein. Das Bedürfnis nach ungesunder Nahrung steigt, denn die weniger nützlichen Bakterien möchten versorgt werden. Sie lieben Zucker, am Besten noch in Kombination mit Fett.

Sorge also für eine gesunde Darmflora, kaue alles was du zu dir nimmst richtig gut durch.

Unser Darm hat eine Oberfläche von durchschnittlich 200 Quadratmeter (ausgerollt fast so groß wie ein Tennisplatz) über die er dem Nahrungsbrei Nährstoffe entziehen kann. Er ist gleichzeitig das leistungsfähigste

Immunsystem des menschlichen Körpers. Dabei sollten wir ihn unterstützen durch richtiges Kauen. Denn wenn der erste Schritt der Verdauung nicht korrekt ausgeführt wird, können das die nachfolgenden Verdauungsorgane - Magen und Darm - nicht mehr ausgleichen. Der Körper lagert die unverdauten Schlacken ein und der Mensch wird dick.

Das hastige Herunterschlingen der Nahrung kostet unseren Organismus viel Kraft und Energie. Daher sind wir nach einer üppigen Mahlzeit auch müde, schlapp, unkonzentriert und träge. Da hilft dann auch ein starker Kaffee oder der leckerste Verdauungsschnaps nichts mehr. Bei einer optimalen Verwertung der Nahrung durch gutes Kauen und Verstoffwechseln ist man nach jeder Mahlzeit fit.

Der erste Verdauungsprozess findet im Mund statt. Unser Mund ist unser "erster Magen". Aber durch hastiges Hinunterschlingen und Runterschütten kann unser Organismus die wichtige Aufgabe der Nahrungsaufschließung und der Nahrungsverwertung nicht mehr richtig ausführen. Das hat zur Folge, dass unsere Verdauungsorgane verkümmern und erschlaffen, weil sie ständig überfordert sind. Dadurch schläft der ganze Stoffwechsel ein. Eine kräftige Kaubewegung kann diesen langsamen Kreislauf wieder in Schwung bringen.

Uns wird dauernd eingetrichtert, wir sollen uns gesund ernähren. Aber was nützen uns die gesündesten Nahrungsmittel, wenn Sie nicht richtig gekaut werden. Wir bekommen trotzdem unangenehme und schmerzhafte Symptome von Stoffwechselstörungen, wie z.B. Magen- und Darmbeschwerden, Blähungen und Bauchkrämpfe, die sich in Durchfall und/oder Verstopfung äußern.

Ändern wir an unserem Essverhalten langfristig nichts, kann das sogar zu schwerwiegenden Krankheiten führen. Das Fatale daran ist, dass wir überhaupt nicht mehr wissen wie sich ein gesunder Darm anfühlt, weil wir es nicht mehr anders kennen. Die Auswirkungen werden schleichend zur Normalität. Wir machen uns keine Sorgen, da ganz viele Menschen an den gleichen Symptomen leiden.

Kauen - meine Erfolgsgeschichte

Mein Vater sagte mir schon als kleiner Junge immer: "Wie man arbeitet so isst man". "Ok", dachte ich mir, "wenn er das sagt, dann sollte ich das auch so machen!", um meinen Vater nicht zu enttäuschen. Er verschlang sein Essen immer in Rekordzeit und war als erster fertig. Bald schon war ich genauso schnell wie er, denn dafür gab es immer ein dickes Lob von ihm. Bis vor ein paar Jahren habe ich diese Gewohnheit beibehalten und nie hinterfragt. Ich konnte gar nicht anders essen, als immer alles schnell hinunter zu schlingen. Obwohl es jetzt als Erwachsener natürlich kein Lob mehr dafür gibt!

Das ging solange gut, bis ich immer häufiger körperliche Probleme bekam, die mir das Leben schwer machten. Es fing an mit Gewichtszunahme. Schleichend hatte ich über ein paar Jahre 15 Kilogramm mehr auf den Rippen. Mich beunruhigte das allerdings nicht im Geringsten. Meine Freunde im gleichen Alter hatten genauso zugelegt. Das wird wohl normal sein mit zunehmendem Alter, dachte ich mir.

Ich suchte mir dann aber doch ärztlichen Rat, nachdem ich immer öfter mit Magen- und Darmbeschwerden, Blähungen und Bauchkrämpfen zu tun hatte. Ich erzählte meinem Arzt, dass ich nach jedem Essen Verdauungsprobleme hatte. Egal was ich zu mir nahm, es hat immer irgendwo rumort oder gezwickt. Ich hatte auch oft Sodbrennen und Übelkeit nach dem Essen. Vor Allem wurde es schlimmer wenn ich unter Stress stand. Ich war oft deprimiert, müde und wurde immer ängstlicher. Nervosität war ebenfalls mein ständiger Begleiter.

Der Arzt diagnostizierte bei mir Reizdarmsyndrom und verschrieb mir ein Medikament. Nach 2 Wochen sollte eine Besserung eintreten. Ansonsten drohte mir eine Magen- und Darmspiegelung. Diese Aussage löste bei mir heftiges Alarmglocken-Läuten aus. Darauf hatte ich überhaupt keinen Bock. Zuhause angekommen, musste ich erstmal die Diagnose sacken lassen. Ich war deprimiert darüber, dass ich jetzt schon solche gesundheitlichen Probleme hatte, obwohl ich noch keine 40 Jahre alt war.

Meine Hoffnung lag in den Tabletten, die mir mein Arzt verschrieben hatte. Außerdem stand ein zweiwöchiger Wohnmobil Urlaub vor der Tür. Sonne, Strand und Meer, da kann es doch nur besser werden, dachte ich. Bevor es losging, schnell noch in die Apotheke und die Tabletten eingepackt. Wir fuhren mal wieder nach Südspanien. Dort angekommen, begann ich mit der Einnahme der Tabletten. Nach der Anweisung auf dem Beipackzettel morgens und abends jeweils eine vor dem Essen. Nachdem ich die zweite Tablette abends eingenommen hatte, überkam mich eine innere Unruhe. Ich konnte nicht schlafen und bin die ganze Nacht im Wohnmobil umher gewandert. Am zweiten Tag nahm ich morgens noch mal eine. Es wurde nicht besser, eher schlimmer. Also beschloss ich, die Einnahme abzubrechen. Zurück in Deutschland überkam mich wieder die Angst vor der Magen- und Darmspiegelung. Damals war die Technik und die Durchführung noch nicht so fortschrittlich wie heute.

Nach diesem negativen Erlebnis beschloss ich, meine Gesundheit selbst in die Hand zu nehmen. Aber was konnte ich tun, um meinen Gesundheitszustand zu verbessern? Sollte ich meine Ernährung umstellen? Welche Therapie könnte die Richtige für mich sein? Ich recherchierte im Internet über das Thema Reizdarm. Dabei wurde ich erschlagen von Informationen. Es gab die unterschiedlichsten Therapieformen und Ratschläge. Ich war sehr erstaunt über die vielen Schilderungen von anderen Betroffenen, welche Leidenswege sie bereits hinter sich hatten ohne endgültige Heilung. Von chronischen Schmerzen, teilweise heftigen Depressionen, unzähligen Arztbesuchen, Ernährungsumstellungen, gescheiterten Therapien und erfolglosen medikamentösen Behandlungen wurde berichtet. Mir wurde Angst und Bange, was da noch alles auf mich zukommen würde. Ich stand ja erst am Anfang und hatte gerade mal ein einziges Medikament erfolglos ausprobiert.

Damals wurde mir klar, dass man mit Medikamenten nur Symptome lindern kann. Aber ich wollte doch die Ursache beheben und langfristig fit bleiben. Da war ich früher schon sehr eigen. Wenn etwas mit meinem Körper nicht in Ordnung war, dann wollte ich das so schnell es geht beheben. Und zwar dauerhaft!

Immer wieder stieß ich auf die Empfehlung, dass man genügend Zeit für sein Essen einplanen und sich ganz bewusst darauf einstellen soll. Als Ideal wurden kleine Portionen vorgeschlagen, die man richtig gut kauen sollte. Damit würde man dem Darm helfen das Essen schon im Mund vor zu verdauen. Das erschien mir logisch zu sein. Nicht umsonst gibt es doch das Sprichwort "Gut gekaut ist halb verdaut". Also probierte ich es einfach mal aus. Da kann nichts schief gehen, es kostet nix, und es ist einfach. Am Anfang sollte man mit 30 - 50 Kaubewegungen beginnen, hatte ich mir gemerkt.

Ich nahm mir vor, mit dem nächsten Essen damit zu beginnen. Eine kleine Portion Brot auf den Teller und los ging es. Nach ca. 10 Kaubewegungen kam schon der erste Schluckreflex. Aber nein, ich hatte mir doch vorgenommen mindestens 30 zu schaffen. Also weiter gut kauen. Das kleine Stück Brot hatte sich schnell verflüssigt. Es schmeckte immer süßer (die Enzyme im Speichel spalten den Speisebrei in Zucker auf). Dann endlich hatte ich mein Ziel von 30 Kaubewegungen erreicht und konnte schlucken. Ganz schön lange. Aber egal, ich hatte mir Zeit genommen, um in Ruhe ohne Ablenkung zu essen. Weiter ging es mit kleinen Bissen die ich richtig gut durchkaute. Ich musste mich oft konzentrieren, um nicht aus dem Mitzählen zu kommen. Nach ca. 15 Minuten hat sich das erste Sättigungsgefühl gemeldet. Wow, ich war überrascht wie wenig ich bis dahin gegessen hatte und wie satt ich schon war.

Ein angenehm warmes Gefühl breitete sich von der Magengegend über meinen gesamten Körper aus. Ich fühlte mich so leicht nach dem Essen, wie ich es zuvor noch nie erlebt hatte. Die nächsten Tage kaute ich fleißig bei jeder Mahlzeit, weil es mir so gut tat. Kein Rumoren im Darm. Kein Völlegefühl nach den meist üppigen Mahlzeiten. Keine Müdigkeit machte sich nach dem Essen breit. Ich konnte direkt danach meine Walking Strecke im Wald ohne Schmerzen im Magen- und Darmbereich absolvieren.

Bis, ja bis ich auf einer Geburtstagsfeier war und wieder in das alte Verhaltensmuster des Hinunterschlingens verfiel. Wahrscheinlich hatte ich mich an den anderen orientiert. Man will ja nicht aus der Reihe fallen und ewig auf seinem Essen herumkauen. Selbst in den Tagen danach hat es nicht immer mit dem richtigen Kauen geklappt. Entweder vergaß ich es oder aß wieder in Gesellschaft. Es war noch nicht zu einer Gewohnheit geworden. Die Magen- und Darmprobleme machten sich daher auch wieder bemerkbar.

Zwischenzeitlich berichtete ich meinem Arzt von der Wirkung des Medikamentes, das er mir vor dem Urlaub verschrieben hatte. Er schlug vor, von mir eine Stuhlprobe untersuchen zu lassen. Als Befund ergab sich eine erhöhte Keimzahl ausgelöst von Bakterien der Gruppe Enterobacteriaceae. Das sind Fäulniskeime. Durch Zersetzung von Proteinen entstehen toxisch-aggressive Substrate, die bei hohen Keimzahlen zu entzündlichen Schleimhautveränderungen führen können. Diese erhöhte Keimzahl könne auf eine gestörte Kolonisationsresistenz hinweisen und in Folge entzündliche Darmschleimhautreizungen hervorrufen.

In geringer Keimzahl sind diese Bakterien auch bei Darmgesunden nachweisbar. So weit so schlecht. Dann kam aber der entscheidende Hinweis, der meine Erinnerung wieder wach gerüttelt hat: der vermehrte Nachweis von Keimen aus der Gattung der Enterobacteriaceae. Diese Keime können als Ausdruck einer gestörten Kolonisationsresistenz interpretiert werden. Häufig sind Darmträgheit und unzureichende Kautätigkeit dafür verantwortlich.

Bingo, das war es. Ich musste nur im Mund durch richtiges Kauen dafür sorgen, dass diese Bakterien keinen weiteren Schaden verursachen. Ok, dachte ich mir, wenn das hilft und meine Reizdarmbeschwerden dadurch verschwinden, werde ich das richtige Kauen zu meiner Gewohnheit machen. Was ich dann auch nach einem Monat erfolgreich geschafft hatte. Da war es wieder dieses wunderbare Gefühl der Leichtigkeit nach dem Essen. Meine Beschwerden nahmen von Tag zu Tag ab. Die Anzahl der Kaubewegungen konnte ich sogar auf 50 erhöhen. Ich musste auch nicht mehr mitzählen, da man schnell ein Zeitgefühl dafür entwickelt, wann der gut gekaute Brei schluckreif ist. Das geht ohne groß nachzudenken ganz automatisch. Es ist eher so, dass man jeden Bissen lange genug intensiv schmecken möchte.

Wie auch du dieses Geschmackserlebnis erreichen kannst und ganz nebenbei etwas für Deine Gesundheit tust, werde ich dir im nächsten Kapitel anhand einer Schritt-für-Schritt-Anleitung näher bringen.

In 9 Schritten zum richtigen Kauen

So, jetzt bist du dran. Ich lade dich ein, es selbst auszu-
probieren. Es ist ganz einfach. Du kannst nur gewinnen.
Nachfolgend erhältst du eine Schritt-für-Schritt-Anleitung.

1. Essen auswählen

Für den Anfang solltest du dir etwas Festes zum Essen aussuchen. Das kann ein Stück Brot sein, je här-
ter desto besser. Das kann aber auch festes Gemüse
wie z. B. Karotte oder Kohlrabi sein. Stelle dir
davon eine kleine Portion auf einem Teller zusammen, die du in mundgerechte Stücke schneidest.
Verwende bewusst ein kleines Tischgedeck. Denn je
kleiner der Teller und das Besteck sind, desto kleiner
sind die Portionen und Bisse.

2. Lass Dich nicht ablenken

Sorge dafür, dass du die nächsten 15 - 30 Minuten
von nichts und niemandem gestört wirst. Schalte
den Fernseher aus, setze dich nicht vor deinen Com-
puter, schalte am besten dein Handy aus, keine Un-
terhaltung soll dich ablenken. Sei nun fokussiert auf
dein Essen. Sitze locker aufrecht an einem Tisch.

3. Fange an zu essen

Nimm dir vom Teller ein kleines mundgerechtes
Stück in deinen Mund. Es sollte nicht zu groß sein.
Sorgfältiges Kauen funktioniert nur mit kleinen Por-

tionen. Mit voll gestopftem Mund kann ein langes und sorgfältiges Kauen nicht gelingen. Denn sobald du mit dem Kauen beginnst, lösen zerkleinerte Stücke automatisch Schluckbewegungen aus und ein Teil der unzerkauten Nahrung rutscht zu früh in die Speiseröhre und weiter in den Magen.

Parke den kleinen Bissen erst mal auf deiner Zunge. Fange noch nicht an zu kauen.
Dein Besteck legst du wieder neben dem Teller ab. Drehe dich seitlich weg vom Tisch in eine entspannte Position. Wenn Du möchtest, schließe die Augen. Bringe deine Aufmerksamkeit zu deinem Mund. Versuche auch deine Gedanken und Gefühle dorthin zu bringen.

Wie fühlt es sich an auf deiner Zunge? Wie schmeckt es? Bewege den Bissen hin und her, spiele damit ohne zu kauen. Stelle dir vor, du lutschst ein Bonbon so lange bis es verflüssigt ist. Das zerkaust du auch nicht gleich, sondern genießt den Geschmack. Beginne jetzt mit leichtem Kauen, dadurch verstärkt sich dein Speichelfluss. Gehe dann über in intensives Kauen. Zähle die Kaubewegungen. Für den Anfang reichen ca. 30.

4. Achtung Zungenreflex

Vermeide es, deinen Bissen zu früh zu schlucken. Nach einigen Kaubewegungen möchte deine Zunge den Schluckreflex auslösen. Aber halt, du hattest dir vorgenommen ca. 30 mal jeden Bissen zu kauen. Das hat dein Gehirn registriert. Wenn du dich auf das Zählen konzentrierst, wird der nicht genug gekaute Bissen von der Zunge automatisch wieder nach vorne geschoben. Deine Zungenreflexbewegung funktioniert erst dann richtig, wenn die Zunge ein zu frühes Schlucken nicht mehr zulässt. Dieser Zungenreflex ist erlernbar durch wiederholtes, spielerisches und unverkrampftes Üben.

5. Portioniertes Schlucken

Deine Zunge bringt während des Kauens die Nahrung immer wieder nach vorne. Doch du merkst, wie sich im hinteren Bereich deines Mundes schon verflüssigte Nahrung sammelt. Wenn du das, was schon verflüssigt ist, schluckst, und den restlichen Bissen weiter kaust, schaffst du es leicht deinen Bissen lange zu kauen. Außerdem wirst du durch ein portioniertes Schlucken schon während des Kauens mit viel Geschmack belohnt.

6. Ziel 30 Kaubewegungen

Bist du bei ca. 30 Kaubewegungen angekommen und konntest den Schluckreflex verhindern? Glückwunsch, dann kannst du jetzt runterschlucken. Wiederhole das ein paar mal. Vergesse nicht zu zählen. Später brauchst du das nicht mehr, du entwickelst automatisch ein Zeitgefühl dafür. Aber am Anfang ist es wichtig, damit sich auch dein Gehirn darauf konzentrieren kann.

7. Sättigungsgefühl

Nach ca. 15 Minuten spürst du eine Sättigung und ein angenehm warmes Gefühl, ausgehend von deinem Bauch durchströmt es deinen ganzen Körper. Jetzt solltest du aufhören mit dem Essen. Wenn du noch etwas übrig hast, bewahre es bis zur nächsten Mahlzeit auf. Im Laufe der Zeit wirst du immer weniger Nahrung benötigen um satt zu werden.

8. Ziel 50 Kaubewegungen

Nach ca. 5 Tagen kannst du deine Kaubewegungen auf 50 steigern. Du wirst schnell ein Zeitgefühl dafür entwickeln, wann du dieses Ziel erreicht hast, bzw. wann der gut gekaute Brei schluckreif ist. Du musst nicht mehr mitzählen. Das geht ohne groß nachzudenken ganz automatisch.

Du wirst feststellen, dass es eher so ist, dass du jeden Bissen lange genug intensiv genießen möchtest. Als geübter Kauer kannst du sogar, meist unbewusst, bis zu 200 Kaubewegungen pro Bissen erreichen, weil der Geschmack beim Kauen so toll und intensiv wird.

9. Belohnung Geschmackserlebnis

Vielleicht kennst Du das auch, du wirst erst aktiv, wenn eine Belohnung auf dich wartet. Vorher denkst du: Warum soll ich ins Handeln kommen? Nur weil dir gesagt wird, dass es z.B. gesünder wäre. Nein, das zieht bei den meisten Menschen nicht.

Also, werde aktiv und hole dir deine Belohnung. Denn, je mehr du einen Bissen im Mund kaust, desto mehr ändert sich der Geschmack. Er entwickelt sich und steigert sich. Schlucke zwischendurch immer wieder portioniert. Denke an die Belohnung, die auf dich wartet. Das ultimative Geschmackserlebnis. Alleine aus diesem Grund, kann und will ich überhaupt nicht mehr das Essen runterschlingen. Ich möchte das immer wieder neu erleben. Wie Du das auch dauerhaft zu deiner Gewohnheit machen kannst, werde ich dir am Ende des Buches im 30-Tage Programm zeigen.

Welche Vorteile bringt dir richtiges Kauen

Nachdem du hoffentlich meine Schritt für Schritt Anleitung zumindest mal ausprobiert hast, werde ich dir in diesem Kapitel zeigen warum es sich außerdem lohnt, nicht alles gleich herunter zu schlingen.

- Gründliches Kauen macht dich glücklich und gesund. Du selbst kannst deine Lebensqualität enorm verbessern.

- Richtiges Kauen verringert dein Risiko, viele verschiedene Krankheiten zu bekommen, aber auch, dich davon zu befreien, wenn du Beschwerden hast.

- Durch das richtige Kauen von kleinen Portionen verringert sich deine benötigte Nahrungsmenge im Laufe der Zeit und du bist trotzdem satt. Du entwickelst einen gesunden und normalen Appetit. Ich habe mit der Änderung meines Essverhaltens 10 Kilo Körpergewicht innerhalb von 6 Monaten abgenommen und das ganz automatisch. Weil es so einfach ist und damit kein Geld verdient wird, hängt man es nicht an die große Glocke. Richtiges Kauen ist eine super Methode um endlich dein Traumgewicht zu erreichen. Wenn du weiter alles in dich hinein stopfst, wird sich nichts ändern. Probiere das richtige Kauen doch mal aus, du kannst dabei nichts verlieren, außer Gewicht.

- Selbst wenn du kohlenhydratreiche Nahrung zu dir

nimmst, wirst du durch das richtige Kauen einen geringeren Blutzuckergehalt und einen geringeren Insulinanstieg haben. Dein Hormonsystem würde sonst auf Energiespeicherung umschalten. Damit verhinderst du die Vergrößerung des Fettgewebes.

- Auch aus finanzieller Sicht lohnt es sich. Du sparst einiges an Geld weil du viel weniger Essen musst.

- Gehörst du eher zu denen die zunehmen möchten? Dann kannst du dieses Ziel ganz einfach durch richtiges Kauen erreichen. Beachte aber, dass dein Körperbau bestimmt, ob du überhaupt untergewichtig oder übergewichtig bist. Die Gründe warum es mit dem Zunehmen bei dir nicht klappt, können sehr vielfältig sein. Bei den meisten liegt es an der Kalorienzufuhr. Du verbrauchst viel mehr Energie als du an Nahrung zu dir nimmst. Das ist wie bei einem Holzofen. Wenn du nicht ordentlich Holz auflegst wird die Bude nicht warm. Aber keine Angst. Mit der Technik des richtigen Kauens sorgst du für eine viel effektivere Verbrennung. Die Bude wird damit auch angenehm warm. Andere Betroffene stehen oft unter Stress oder machen sich Sorgen was zu Appetitlosigkeit führt. Aber auch ältere Menschen haben aus den unterschiedlichsten Gründen keinen Appetit mehr. Verschiedenste Krankheiten können Durchfälle auslösen und damit zu Untergewicht führen. Eine Schilddrüsenüberfunktion ebenso, da dann dein Stoffwechsel auf Hochtouren arbeitet. Einige dieser Gründe führen letztendlich zu Essstörungen. Die kannst du wunderbar einfach mit dem richtigen Kauen in den Griff bekommen. Nimm die

Kontrolle über dein Gewicht wieder selbst in die Hand. Du brauchst keine Angst zu haben, dass du zu viel zunimmst. Dein Körpergewicht pendelt sich auf einem gesunden Niveau ein. Möchtest du dich im Spiegel bewundern? Dann fang an und kaue richtig.

- Gründliches Kauen vergrößert die Oberfläche der Nahrung, sodass die Nährstoffe richtig und vollständig verstoffwechselt werden können. Über die Mundschleimhaut und die Zahnkanäle können dem Körper sofort gesunde Nährstoffe zugeführt werden.

- Das Gehirn kann wieder besser arbeiten, seine Leistungsfähigkeit steigt an, da es durch das intensive Kauen besser durchblutet wird und so mehr Sauerstoff erhält.

- Nach dem Essen wirst du keine Müdigkeit verspüren. Dein Körper zwingt dich nicht mehr zu einer Pause, die normalerweise ausgelöst wird, durch die erschwerte Arbeit in Magen und Darm. Diese Arbeit hast du bereits durch das richtige Kauen erledigt. Das spart viel Zeit, da du jetzt keine Ruhepausen mehr nach dem Essen benötigst. Du fühlst dich viel fitter, kannst sofort wieder durchstarten. Kein Völlegefühl quält dich.

- Du wirst dich nach dem Essen so leicht fühlen, dass du sofort ohne Probleme Sport treiben kannst.

- Wenn du ausnahmsweise mal erst spät Abends zum

Essen kommst, dann ist das nicht schlimm. Du musst nur richtig kauen und dir dafür Zeit nehmen. Lass es aber nicht zu einer Gewohnheit werden.

- Durch richtiges Kauen hältst du dein Blut rein. Meine Blutwerte konnte ich durchs richtige Kauen verbessern.

- Mit jedem richtig gut gekauten Bissen stärkst du deine Verdauungskraft und damit verbesserst du dein Immunsystem - die Wurzel deiner Gesundheit. Deine Selbstheilungskräfte werden gestärkt. Hast du ein starkes Immunsystem verschwinden auch Allergien. Ich litt jahrelang unter Heuschnupfen. Es wurde sogar so schlimm, dass ich regelmäßig Atemnot bekam. Mein Immunsystem konnte ich mehr und mehr durch das richtige Kauen stabilisieren. Von Jahr zu Jahr hatte ich mit dem Heuschnupfen immer weniger Probleme. Er verschwand fast vollständig. Jetzt kann ich den Frühling wieder genießen.

- Durch richtiges Kauen hälst du deine Lymphkanäle in Bewegung – dort wo Immunzellen vorbereitet und gespeichert werden.

- Dein gesamtes Verdauungssystem wird sich langfristig und dauerhaft stabilisieren. Du optimierst deinen Energiehaushalt.

- Ein weiterer positiver Effekt ist die Regeneration des Mundschließmuskels, der die Mundhöhle von der Speiseröhre trennt. Dieser Muskel verhindert das Hinabrutschen unbearbeiteter Nahrung in die

Speiseröhre. Durch das ständige hastige Herunter-schlingen der Nahrung ist dieser Muskel fast völlig lahm gelegt.

• Hat sich der Schluckreflex normalisiert, kommen auch Magen und Darm wieder ins Gleichgewicht.

• Die Bauchspeicheldrüse wird entlastet, sie muss nicht mehr so viele Enzyme bilden um deine Nah-rung aufzuspalten.

So kannst du durch richtiges Kauen Zeit sparen

Die Methode des richtigen Kauens und Einspeichelns kannst du jederzeit ganz bequem allein zu Hause ausprobieren, ohne großen Zeitaufwand und ohne Geld dafür zu bezahlen.

Du sparst sogar viel Zeit wenn du folgende Ratschläge beachtest:

Esse erst wenn du richtig hungrig bist.

Dann fallen schon mal einige zeitaufwendige Zwischenmahlzeiten weg. Dein Magen kommt zur Ruhe und ist nicht ständig damit beschäftigt zu verdauen. Falls dir das schwer fällt, versuche dich abzulenken. Denn nur dein Gehirn steuert deinen Appetit.

Essen während Routinearbeiten.

Bist Du mittlerweile so weit, dass dich beim Kauen nichts mehr aus der Ruhe bringen kann? Dann kannst du versuchen, während dem Essen Routinearbeiten zu erledigen. Am Besten eignen sich dafür Hausarbeiten wie Bügeln, Staubsaugen oder Putzen. Probiere das doch mal aus. Aber denke daran, sobald dein Schluckreflex wieder zu früh einsetzt, solltest du aufhören und erst zu Ende Essen.

Verbinde das Essen mit Meditieren.

Wenn du gerne meditierst, dann musst du dir diese Zeit

nicht mehr extra freischaufeln. Integriere es einfach während du isst. Mit der Fokussierung auf das bewusste Kauen bist du ganz automatisch im Hier und Jetzt, das Ziel jeder Meditation.

Kochen entfällt.

Das zeitaufwendige Erhitzen deiner Nahrung ist nicht mehr nötig, denn sie wird auf natürliche Weise in deinem Mund erwärmt. So auf Körpertemperatur gebracht, belastet sie auch nicht den Magen- und Darmtrakt.

Mehr Achtsamkeit
=
mehr Genuss

Versuche achtsam zu sein und die Welt dadurch bewusster und aufmerksamer wahrzunehmen. Beim Essen ist das Prinzip der Achtsamkeit sehr hilfreich, da man so zufriedener wird. Mit etwas Übung wirst du nach und nach automatisch nicht nur gesünder, sondern nimmst auch noch ab.

Wenn wir beim Essen aufmerksam sind, lernen wir wieder zu geniessen. Jeder Bissen wird bewusst wahrgenommen und richtig geschmeckt. Nach einer solchen Mahlzeit fühlt man sich zufriedener und satter. Man hat die Kontrolle über das Sättigungsgefühl wieder, das erst nach etwa 15 - 20 Minuten einsetzt.

An folgendem Beispiel zeige ich dir wie leicht dein Wahrnehmungs- und Bewusstseinszustand beeinflusst werden kann. Jeder von uns hat schon mal abends mit einer Tüte Gummibärchen oder Kartoffelchips vor dem Fernseher gesessen und konzentriert auf den Bildschirm geschaut. Ganz schnell ist dann die Tüte in der Hand leer und wir haben das Essen gar nicht richtig wahrgenommen. Wir sind dann unbefriedigt, weil wir vom Essen kaum etwas bewusst geschmeckt haben und würden uns am liebsten gleich die nächste Tüte aufmachen.

**Damit dir das nicht mehr passiert,
empfehle ich:**

Verbiete dir nicht immer vor dem Fernseher zu Essen,
denn das führt meist zu Frustration und kann in Heißhunger enden. Nimm dir lieber eine kleine Portion dieser Snacks mit vor den Fernseher. Teile es dir gut ein.
Kaue jeden Bissen bewusst richtig gut und lange durch.
Du hast doch jetzt jede Menge Zeit dafür. Genieße die
Entspannung vor dem Fernseher, verbunden mit dem
leckeren Geschmack.

Wie funktioniert richtiges Kauen in Gesellschaft

Das kennst du bestimmt auch. Du bist auf einer Feier und das Buffet wird eröffnet. Schaue mal genau was dann passiert. Das Buffet ist im Nu aufgegessen. Keiner möchte zu kurz kommen oder gar leer ausgehen. Es wird herunter geschlungen, als hätte man 4 Wochen nichts zu essen bekommen. Eigentlich hat doch jeder viel Zeit mitgebracht, aber nein, die ganzen Köstlichkeiten werden nicht wirklich genossen. Nach dem Essen sind alle so satt, dass erst einmal die Schnapsflasche die Runde machen muss. Der Alkohol entspannt zwar die Magenmuskulatur kurzfristig, aber der Verdauungsprozess wird dadurch nur verlangsamt. Besser wäre ein Spaziergang an der frischen Luft. Das macht natürlich keiner. Wenn jetzt nicht mit viel Alkohol nachgeholfen wird, ist es mit der Redseligkeit vorbei die ersten kämpfen mit dem Einschlafen. Was für eine Feier, sich mit Essen und Alkohol zu betäuben!

Schaue dir an, wie solche Ereignisse in anderen Länder zelebriert werden. Bei unseren Nachbarn z. B. in Frankreich. Dort besteht ein Menü aus mehreren kleinen Gängen, die über einen längeren Zeitraum gereicht werden. Ist zwar auch nicht optimal, aber zumindest nimmt man sich viel Zeit und genießt das Essen.

Wie schön wäre es, wenn jeder in Ruhe auch bei uns sein Essen genießen würde. Endlich hat man mal genügend Zeit dafür. Ok, schöne Wunschvorstellung von mir. Ich möchte dir aber trotzdem nachfolgende Tipps geben, wie du am Besten auf einer Feier mit dem Essen umgehst.

Tipps für Feierlichkeiten:

Ich nehme immer nur kleine Portionen auf meinen Teller und gehe dafür ein paar Mal zum Buffet. Dann sieht es so aus als würde ich viel essen. Jeder Bissen wird von mir gut gekaut und genossen. Während des Kauens höre ich den anderen Gästen zu und spreche selbst nicht so viel. Das kommt bei vielen gut an. Mein Gesprächspartner sieht mich als einen guten Zuhörer und ich kann in Ruhe das Essen genießen. Probiere es mal aus.

Lass Dich nicht von Anderen beeinflussen. Wir neigen dazu, das Verhalten Anderer zu kopieren. Verschlingen sie ihr Essen, machen wir es ihnen automatisch nach. Dieser Herdentrieb kann in Experimenten nachgewiesen werden. Genießt du hingegen dein Essen überträgt sich das. Man wird dir ansehen, dass es dir schmeckt. Vielleicht spricht dich auch der ein oder andere auf dein intensives Kauen hin an. Erzähle ihnen von der Belohnung die durch richtiges Kauen auf dich wartet.

Was versteht man unter einer guten Verdauung und wo beginnt sie?

Gute Verdauung bedeutet viel mehr, als regelmäßig auf die Toilette gehen zu können, um den Darm zu entleeren. Eine gute Verdauung zu haben bedeutet, dass die aufgenommene Nahrung optimal für den Körper nutzbar gemacht werden kann. Das geschieht durch drei Prozesse:

1. **mechanisch,** durch gutes Kauen

2. **chemisch,** durch die Durchmischung mit Speichel im Mund und durch die Magensäure im Magen

3. **bakteriell,** auf dem gesamten Weg über Mund, Magen und Darm

Die so in ihre Einzelteile aufgespaltenen Nährstoffe können im Darm schnell über das Blut aufgenommen und verwertet werden. Die Stoffe, die der Körper nicht benutzen kann, werden schnell wieder ausgeschieden.

Schauen wir uns nachfolgend an, wo die Verdauung bereits beginnt. Welche Prozesse laufen in deinem Mund ab und wie kannst du sie effektiv beeinflussen?

Unser Mund ist ein wesentlicher Bestandteil unserer Mimik und neben den Augen die ausdrucksstärkste Gesichtspartie. Zusammen mit der Nase und dem Kehlkopf ermöglicht er uns das Sprechen und die Lauterzeugung.
Unserem Mund kommt eine wesentlich wichtigere Auf-

gabe zu, als allgemein angenommen wird. Der Mund ist für die meisten Menschen nur eine Vorbereitungsstation, in der die Nahrung schnell in kleine Stücke zerlegt und mit Speichel eingeweicht wird. Von dort aus rutscht sie durch die Speiseröhre in den Magen. Im Magen fängt, nach allgemeiner Auffassung, erst die richtige Verarbeitung der Nahrung mit Hilfe von Verdauungsenzymen statt. Doch das ist falsch und kann fatale Folgen haben. Denn bereits im Mund beginnt der erste und wichtigste Prozess der Nahrungsverarbeitung. Von der Qualität dieser Verarbeitung im Mund hängt es ab, wie effektiv die Verdauung im Magen und Darm funktioniert.

Die Umwandlung von Stärke in leicht verdaulichen Zucker findet mit Hilfe des Speichels in basischem Milieu schon im Mund statt. Dieser Prozess wird jedoch nie wirklich zu Ende geführt, da wir aus lauter Ungeduld unsere Nahrung nicht genug kauen. Der Verdauungsprozess beginnt also bereits mit dem Kauen im Mund.

Wofür haben wir denn unsere Zähne, vor allem die Backenzähne? Sie sind doch dazu da, die Nahrung ordentlich zu zermahlen. Also hilf deinem Darm und kaue so lange bis sich deine Nahrung verflüssigt hat. Durch die Verflüssigung der Nahrung im Mund nimmst du deinem Magen und Darm viel Arbeit ab. Der gesamte Stoffwechsel funktioniert besser und reibungsloser. Er kommt wieder in Schwung. Geben wir doch der Mundverdauung eine Chance.

Man muss sich das mal vorstellen: Wir geben Unsummen für eine Küche aus. Die tollsten und neuesten Küchengeräte, sowie allerlei Helferlein dürfen nicht fehlen.

Kosten im Wert eines Kleinwagens sind da eher der Durchschnitt. Dann wird dort in stundenlanger und mühevoller Arbeit oft mit konventionellen Lebensmitteln aus dem Discounter das Essen zubereitet. Mit dem Ergebnis, dass alles im Nu aufgegessen ist, runtergeschlungen in Rekordzeit. Aber auch die teuersten Bio Lebensmittel und hochwertigsten Delikatessen nützen nichts, wenn deren wertvolle Inhaltsstoffe nicht durch richtiges Kauen von deinem Körper aufgenommen werden können.

Welche Aufgabe hat der Speichel und wie erhöhst du seine Effektivität?

Unser Speichel hat mehrere Funktionen:

- die Vorverdauung von Kohlenhydraten

- die Veränderung der Speisendichte für das Schlucken

- die Befeuchtung der Mundhöhle, Schutz vor Austrocknung

- die Abwehr von Viren, Bakterien und Pilzen

- die Neutralisation von Giftstoffen

- die Abpufferung von Säuren aus der Nahrung, Schutz vor Karies

- die Remineralisierung, Schutz und Stärkung der Zähne, Härtung des Zahnschmelzes

- den Schutz der Mundschleimhaut

- die Geschmacksentfaltung während des Essens

- die Förderung einer verständlichen Sprache; durch die Feuchtigkeit im Mund, bleiben Lippen und Zunge beweglich

Die Konsistenz des Speichels kann dünnflüssig oder zähflüssig sein. Der dünnflüssige Speichel spaltet die Zuckerverbindungen und macht sie für den Körper verwertbar. Der zähflüssige Speichel erhöht die Gleitfähigkeit, sodass die Nahrung besser geschluckt werden kann.

Der gute Geschmack einer Nahrung entsteht erst durch das richtige Kauen und Einspeicheln. Der Speichel ist das notwendige und zugleich wichtigste Lösungsmittel für unsere Verdauung. Unser gesamter Stoffwechsel funktioniert nicht ohne die Speicheldrüsen, die durch die Kaubewegungen im Mund trainiert werden. Die Nahrung wird durch unseren Speichel aufgespalten, alkalisiert, verseift, neutralisiert und sorgt dafür, dass die nächsten Verdauungsvorgänge so leicht wie möglich ablaufen können.

Der Speichel ist das wichtigste Verdauungssekret und besitzt die größte Spaltkraft für die Nahrung. Auch die härtesten Nahrungsmittel werden innerhalb von Sekunden aufgelöst und somit perfekt vorverdaut.

Für unsere Speichelproduktion benötigen wir viel Flüssigkeit, darum solltest du mindestens 2 Liter Wasser oder Kräutertee über den Tag verteilt trinken. Am besten 20 Minuten vor dem Essen, da dadurch auch das Hungergefühl abgemildert wird.

Bakterien, Viren und sogar Pilze werden von unserem Speichel und unserer Magensäure abgetötet. Innerhalb von 24 Stunden produzieren wir 1,5 – 2 Liter Speichel. Wenn reichlich Speichel fließt, den du durch intensives Kauen produzierst, dann wirkt er wie ein Abwaschprozess. Dein Körper wird somit nicht länger mit schädlichen Giftstoffen belastet. Der mit Speichel versetzte Bissen oder Schluck hat auf die Verdauung einen gesundheitsfördernden Einfluss, ebenso auf den gesamten Stoffwechsel.

Wie kannst du deine Zahngesundheit verbessern?

Durch die Kieferbewegungen des Kauens werden die Speicheldrüsen im Mund angeregt vermehrt Speichel zu produzieren. Richtiges Kauen bewirkt eine gute mechanische Reinigung der Zähne und es kommt zu einer besseren Durchblutung des Zahnfleischs. Der vermehrte Speichelfluss reinigt und neutralisiert den Mundraum, sodass weniger Karies an den Zähnen entstehen kann.

Warum die Zunge dein wichtigster Informant ist

Die Zunge ist ein sehr beweglicher Muskel, der im alltäglichen Leben ständig im Einsatz ist. Dadurch sind verschiedenste Bewegungen möglich, zum Beispiel das Heben und Senken oder das Verlängern und Verkürzen der Zunge.

Die Funktionen der Zunge als Organ zum Essen und Trinken sind vielfältig. Dazu gehören:

- Schmecken

- Tasten

- Schlucken

- Sprechen

- Saugen

- Immunabwehr

Die Zunge hilft uns dabei, die aufgenommene Nahrung mit Speichel zu durchmischen. Sie zerdrückt bereits weich gekaute Nahrungsbestandteile und prüft deren Konsistenz sowie den Geschmack. Denn auf der Zunge befinden sich die Geschmacksknospen, durch die der Geschmack wahrgenommen wird. Diese wichtigen Informationen über Geschmack, Zusammensetzung, Festigkeit und Feuchtigkeitsgehalt, werden über Nerven an unser Gehirn weitergeleitet. Dort wird daraus ein Aktionsprogramm für die Verdauungsorgane festgelegt.

Unser Gehirn ist das entscheidende Organ für unsere Verdauung. Es sorgt für die Organisation des vielstufigen Verarbeitungsprozesses der Nahrung. In unserem Gehirn befindet sich ein „Verdauungsprogramm" zur Aktivierung der einzelnen Abteilungen in unserem Verdauungsprozess. Es wird festgelegt welche Enzyme, Hormone und Säure-Basen-Verhältnisse in den Verdauungssekreten benötigt werden. Deshalb braucht das Gehirn diese genaue Information über die Zusammensetzung und Struktur unserer aufgenommenen Nahrung durch die Zunge.

Warum dein Geschmackssinn eine Schutzfunktion hat

Jede einzelne Geschmacksknospe auf deiner Zunge besteht aus 50 bis 100 Sinneszellen, die fünf verschiedene Geschmacksrichtungen unterscheiden können:

1. süß

2. sauer

3. salzig

4. bitter

5. herzhaft – würzig

Die fünf Geschmacksrichtungen werden von allen geschmacksempfindlichen Teilen auf der Zunge gleich stark wahrgenommen. Bestimmte Geschmackszonen lassen sich nicht unterscheiden. Ausnahme ist die Geschmacksrichtung bitter, diese wird besonders stark im hinteren Bereich der Zunge wahrgenommen. Dies dient dem Körper als natürliche Schutzbarriere, um giftige oder verdorbene Lebensmittel rechtzeitig zu erkennen, bevor sie geschluckt werden.

In diesem Zusammenhang möchte ich Dir Folgendes empfehlen: Wenn du etwas im Mund hast, das nach intensivem Kauen unangenehm und schlecht schmeckt oder nicht verflüssigt werden kann, spucke es wieder aus. Damit kannst du eventuell Schlimmeres verhindern.

Warum du auch Getränke kauen solltest

Bei Getränken wie z.B. Wein, Bier, Tee, Milch, Frucht-
säfte oder auch Wasser, sollte ebenfalls richtig gekaut
und eingespeichelt werden. Am besten werden sie ge-
schlürft (leise!) oder genippt in kleinen Schlückchen.
Selbst Smoothies solltest du richtig kauen. Damit kann
dein Körper noch viel mehr der wertvollen Nährstoffe
sofort im Mund aufnehmen.

Minimaler Alkoholkonsum und trotzdem Spaß haben

Wie soll das denn gehen, fragst du dich bestimmt. Da passt doch was nicht zusammen. Oh doch, das funktioniert. Alkohol wirkt auch bei kleineren Mengen. Du musst nur, genauso wie beim Essen, dein Bier, deinen Wein oder was auch immer, erst richtig kauen. Nimm nur einen kleinen Schluck, behalte ihn im Mund und kaue ihn richtig gut durch. Spiele mit deiner Zunge und schmecke bewusst diesen Schluck. Nichts anderes machen auch Weinkenner, wenn sie einen guten Wein genussvoll genießen möchten. Du wirst viel schneller die anregende Wirkung spüren. Der Alkohol gelangt so schneller über die Mundschleimhaut in dein Blut.

Normalerweise, wenn du den Schluck gleich hinunter schluckst, dauert es eine Weile bis du von dem Alkohol etwas merkst. Das liegt daran, dass der Schluck den längeren Verdauungsweg nimmt, um in dein Blut zu gelangen. Du musst auch nicht mehr Unmengen von Bier oder Wein zu dir nehmen. Kleine Schlücke genügen dafür. Probiere es aus.

Diese Methode ist sehr hilfreich bei Alkoholsucht. Denn bei vielen Therapien wird sofortige Abstinenz von den Teilnehmern gefordert. Wird dieses Ziel nicht erreicht, fühlen sie sich schuldig oder schämen sich, versagt zu haben und ertränken dann ihren Frust in noch mehr Alkohol. Erfolgversprechender und viel leichter umsetzbar ist das kontrollierte Trinken. Dies erreichst du mit der Methode des richtigen Kauens kleiner Schlucke. Du trinkst automatisch weniger, anstatt dich mit dem kompletten Entzug zu quälen.

Bedenke aber Folgendes: Wird während des Essens oder kurz danach Alkohol getrunken, behindert dies die optimale Aufspaltung der Nahrung und führt zu Rückständen bei der Verdauung. Der Alkohol behindert die Verdauungsenzyme und damit verlangsamen sich die weiteren Verdauungsprozesse. Also lieber eine Stunde vor und eine Stunde nach dem Essen keinen Alkohol, dein Darm wird es Dir danken.

Wie Du durch richtiges Kauen belohnt wirst

In unserem Gehirn wird nicht nur die Verdauung organisiert, dort befindet sich auch das Belohnungszentrum. Dieser Nervenknoten verbindet Essen mit einem Lustgewinn.

Der Mensch ist ein triebgesteuertes Wesen. Der Trieb nach Nahrung kommt noch vor dem Sexualtrieb. Der Mensch ist ein Lustwesen und handelt streng nach dem Lustprinzip. Sein ganzes Leben lang hat der Mensch die Begierde nach Lusterfüllung und Vermeidung von Unlust. Verbote bewirken daher immer das Gegenteil des Gewünschten. Wenn wir keine Schokolade essen sollen, schmeckt die süße Tafel nochmal so gut. Dem Lustprinzip ist unser Denken, Fühlen und Handeln untergeordnet. Daher handeln wir hier auch völlig irrational, da unsere Triebsteuerung die Oberhand hat. Verbote nützen eben nichts, wenn der Verstand ausgeschaltet ist.

Solange der Mensch beim übermäßigen Essen, Kaffee trinken oder rauchen Lust empfindet, wird er es nicht lassen können. Außer er findet etwas, das ihm noch mehr Lustgewinn bringt. Anstatt das Essen in dich hinein zu stopfen um dieses Lustgefühl zu bekommen, solltest du den Essgenuss durch das genüssliche Kauen und Einspeicheln der Nahrung herbeiführen. Das Ziel des Lustgewinns ist das Gleiche, du musst nur den Weg dorthin umkehren. So einfach ist das. Das Wissen, dass das richtige Kauen ein Lustgefühl auslöst ist leider wenig bekannt. Wir kauen erst richtig, wenn uns eine Belohnung erwartet, nicht weil es gesünder ist.

So wirst du für immer
zum Nichtraucher

Möchtest du mit dem Rauchen aufhören? Hast aber Angst zu zunehmen? Dann fang an richtig zu kauen. Viele hören mit dem Rauchen nicht auf, aus Angst dick zu werden. Denn die meisten, die Aufhören nehmen zu, weil sie keinen Ersatz finden und aus Frust darüber das ganze mit Essen kompensieren. Sie essen viel zu viel und viel zu schnell, das macht sich dann auf der Waage bemerkbar. Leider fangen deswegen einige wieder an zu rauchen. Ein Teufelskreis den du durchbrechen kannst. Sei clever und kaue richtig. Du wirst sehen und auch schmecken, wenn du richtig kaust, möchtest du den Geschmack, den du im Mund mit deiner Zunge und deiner Nase erlebst noch lange behalten. Du hast kein Verlangen mehr, das mit Nikotin zu überdecken.

Wie du dir deine Glücksdroge
selbst produzierst

Serotonin ist unsere „Glücksdroge" und unser Wohl-
fühlhormon. Durch dieses Hormon wird unser Gehirn-
stoffwechsel positiv beeinflusst und unsere Stimmung
hellt sich auf.

Kräftiges ausdauerndes Kauen regt den Speichelfluss an.
Dadurch wird im Mund die Stärke aus der Nahrung in
Zucker umgewandelt und kann gleich über die Mundschleimhaut aufgenommen werden. Der Speichel ist das
wichtigste Verdauungssekret für die Verarbeitung von
Kohlenhydraten. Unser Blutzuckerspiegel steigt und dadurch wird Serotonin ausgeschüttet, die Stimmung
steigt. Ansonsten kann der Zucker erst im Magen–
Darm–Trakt aufgenommen werden.

Serotonin sorgt dafür, dass wir gut gelaunt sind und uns
wohl fühlen. Ohne dieses Hormon werden wir ängstlich, bekommen schlechte Laune und sogar Depressionen. Es kontrolliert unseren Appetit, macht uns wach
oder lässt uns müde werden, reguliert unser Schmerz-
empfinden, unsere Körpertemperatur, verringert unsere
Stressanfälligkeit und vieles mehr. Unser Serotonin-
spiegel lässt sich durch die Ernährung beeinflussen.
Ausschlaggebend ist dabei nicht nur was wir essen, sondern auch, und das ist ganz entscheidend, wie wir essen.
Beide Faktoren bestimmen, ob Serotonin gebildet werden kann, oder nicht. Herrscht in unserem Gehirn Sero-
toninmangel, sind wir schlecht gelaunt und zickig. Wir
werden unzufrieden, sind grundlos gestresst, ängstlich
und anfällig für Migräne und Depressionen.

Fleisch- und Milchprodukte hemmen die Serotoninproduktion sowie Koffein. Stress verbraucht viel Serotonin, weshalb die überwiegende Mehrheit der Menschen einen chronischen Mangel an diesem „Glückshormon" hat.

Auf jeden Fall solltest Du Stress so gut es geht vermeiden. Vorübergehend kann "positiver Stress" zu mehr Aufmerksamkeit führen, deine Motivation und Leistungsfähigkeit erhöhen. Das richtet bei dir noch keinen Schaden an. Aber Stress auf Dauer ist einer der Hauptauslöser für viele Krankheiten wie z.B. Magen- und Darmerkrankungen, Herzerkrankungen, Bluthochdruck oder Rückenschmerzen. Deshalb ist es sehr wichtig, dass wir uns im nächsten Kapitel das Thema Stress genauer anschauen.

Was ist der Grund für Stress

Heutzutage sind wir alle total gestresst und haben nie Zeit. Aber warum haben wir keine Zeit mehr und damit auch andauernd Stress?

- wir hetzen von Termin zu Termin

- wir haben immer wieder Ärger mit dem Chef

- Überstunden werden zur Normalität

- wir müssen ständig erreichbar sein

- die Vereinbarkeit von Beruf und Familie wird vorausgesetzt

- wir konsumieren Freizeit, anstatt einfach mal nichts zu tun

- wir haben regelrechten Freizeitstress, jede freie Minute ist oft total durchorganisiert

- wir übernehmen Verantwortung, insbesondere für andere Menschen

- Konflikte zehren an unserer Energie und rauben uns die Zeit

- wir beschäftigen uns ständig mit unseren Ängsten und Sorgen

Dies sind nur einige Gründe, die dafür Sorgen, dass wir nicht zur Ruhe kommen.

Wir alle haben unser Leben von unserem Schöpfer geschenkt bekommen. Sollten wir es da nicht besser und sinnvoller nutzen? Unsere Gesundheit wird es uns danken. Ein Umdenken ist angesagt! Aber wie kommen wir endlich aus dieser Stressfalle heraus?

Diese 11 Schritte befreien dich aus der Stressfalle

1. Zuallererst solltest du dir deiner Stressauslöser bewusst werden. Wer oder was löst bei dir Stress aus? Hast du diese Auslöser entlarvt, dann versuche, sie möglichst zu vermeiden oder wenigstens zu reduzieren.

2. Bringe Ordnung in dein Leben. So vermeidest du lange Suchzeiten die dich nur stressen und frustrieren. Du bekommst endlich wieder einen Überblick. Das überträgt sich auch auf dein Inneres. Du wirst dich besser und gelassener fühlen.

3. Schaffe dir ein Arbeitsumfeld in deinem Büro, in dem du dich wohl fühlst. Eine angenehme und entspannte Arbeitsumgebung sind sehr förderlich für dein Wohlbefinden.

4. Nicht nur materiell solltest du für Ordnung sorgen, auch manche Menschen in deinem Umfeld können dich ganz schön stressen und negativ beeinflussen. Versuche den Kontakt so weit wie möglich zu reduzieren oder sogar ganz zu vermeiden.

5. Finde heraus welche Entspannungstechniken bei dir besonders gut und einfach funktionieren. Damit solltest du zwischendurch immer wieder mal zur Ruhe kommen, auch wenn es nur für eine kurze Zeit ist. Regelmäßig angewendet wird das zu deinem Ruheanker in stressigen Zeiten.

6. Vermeide den sogenannten Freizeitstress.
   Du musst nicht jede Freizeitaktivität mitmachen, nur
   weil du denkst, dass du deine Freizeit effektiv nutzen musst. Du alleine kannst doch entscheiden, ob
   du dir mal Zeit für dich nimmst und einfach nichts
   tust. Baue dir Zeitfenster in deine Freizeit ein, in denen du zur Ruhe kommst.

7. Plane deine Zeit systematisch und diszipliniert (Zeit-
   management), damit reduzierst du deine Stressbelas-
   tung und hast mehr Zeit für die wirklich wichtigen
   Dinge.

8. Suche dir einen Ausgleich zu deiner beruflichen Tä-
   tigkeit. Sport und Bewegung, aber auch etwas künst-
   lerisches, sind ideal. Das fördert deine körperliche
   und geistige Verfassung. Langfristig entwickelt sich
   daraus eine Stressresistenz.

9. Achte auf eine gesunde Ernährung und richtiges
   Kauen. Das fördert ebenfalls deine Stressresistenz.

10. Vermeide es wenn möglich zu essen, wenn du Stress
    hast und unter Zeitdruck stehst.

11. Wenn du mit deinem Job unzufrieden bist und du
    dort ständig unter Stress stehst, solltest du ernsthaft
    über eine Kündigung nachdenken. Ja ok, das hört
    sich im ersten Moment etwas hart an, aber wenn du
    einen Burnout oder andere Krankheiten vermeiden
    möchtest, ist es oft der einzige Weg. Nicht nur du
    leidest, sondern auch dein Partner und deine Fami-
    lie.

Die Umsetzung dieser Schritte erreichst du nicht von heute auf morgen. Schon gar nicht eine berufliche Veränderung. Nimm dir immer nur einen kleinen Teil davon für eine bestimmte Zeit vor. Erst wenn du damit erfolgreich bist, solltest du mit dem nächsten Schritt fortfahren. Auf dich wartet mehr Lebensqualität. Auf was wartest du noch?

Warum solltest du Industrienahrung meiden?

Die moderne Lebensmittelindustrie erschafft in ihren Labors Nahrungsmittel die uns fresssüchtig machen, da wir durch das Hinunterschlingen nicht mehr unterscheiden können zwischen künstlichem Geschmack oder dem Original. Der Mensch wird zum unbewussten Opfer, anfällig für Diät Versprechen und Light Produkte. Unsere Nahrungsmittel sind manipuliert und wir werden dadurch zu Esssüchtigen, die sich meistens mit Genussgiften ein gutes Gefühl verschaffen und sich so am Feierabend für den durchgestandenen Arbeitstag belohnen. Das Essen wird missbraucht um einen Zustand des Wohlbefindens zu erzeugen.

Zucker, Salz, Gewürze und Saucen verdecken oft den faden Geschmack von Nahrungsmitteln mit wenig Nährwert. Übrig bleibt davon oft nur eine fast unverdauliche, geschmacklose Masse. Nahrhafte Nahrung braucht keine Saucen und Gewürze. Durch diese Täuschung schlucken wir einfach ohne viel zu kauen und essen dadurch immer viel zu viel. Der geringe Anteil an Speichel, der so in den Magen gelangt zündet kein Verdauungsfeuer. Es wird wenig Magensäure produziert und der ganze weitere Verdauungsvorgang wird langsam und unvollständig. Dieser unvollständig verdaute Nahrungsbrei ist der ideale Nährboden für viele Krankheiten.

Stark verarbeitete Nahrungsmittel (z.B. weich, zerkleinert) erkennt man daran, dass der Geschmack schon gleich da ist, ohne dass unser Speichel sich damit gemischt hat.

Schmeckt die Nahrung schon gleich sehr gut, bevor sie richtig gekaut und eingespeichelt ist, sind viele Zusatzstoffe enthalten, die uns täuschen. Die Nahrung sollte erst dann wirklich gut schmecken, wenn unser Speichel sich mit ihr gut vermischt hat.

In den meisten industriell hergestellten Nahrungsmitteln ist sehr viel Salz und Zucker enthalten. Salz bindet Wasser im Körper, dadurch wird eine Gewichtsabnahme verhindert.

Die Gier des Hinunterschlingens wird durch stark gewürzte Speisen gefördert, dies gilt besonders für Fleisch und Wurst.

Unser Appetit wird dadurch gesteuert, dass wir mit einer bestimmten Speise etwas emotionales verbinden (z.B. Nudeln mit Tomatensauce von der Oma), die Vorstellung einer Speise die uns etwas bedeutet. Hier sind unsere Gefühle mit im Spiel die so unser Gehirn beeinflussen. Es wird automatisch Speichel und Magensaft produziert, wir bekommen Hunger.

Leider ist unser Geschmackssinn verfälscht und verkümmert, da wir den Maßstab für guten und echten Geschmack verloren haben oder nie erfahren haben. Schon als Säugling werden wir auf bestimmte Markenprodukte (Milchpulver, Säuglingsnahrung im Gläschen, …) konditioniert. Später als Kind geht das genauso weiter. Es muss immer nur der eine leckere Schokoladenaufstrich sein, wehe es steht mal eine günstigere Alternative aus dem Discounter auf dem Tisch, dann wird aber lautstark protestiert. In der Fachsprache bei Tieren nennt man das Futterprägung mittels Aromastoffen. Die Zahl der Allergiker ist in Deutschland stark angestiegen parallel zur Zunahme an Zusatzstoffen in der Nahrungsmittelindustrie. Das ist kein Zufall! Unser Körper wehrt sich.

Wie uns Industrienahrung süchtig macht und wie du dem entgehen kannst

Die Nahrungsmittelindustrie hat uns fest im Würgegriff. Natürliche Nahrungsmittel schmecken uns nur noch fade, da keine Zusatzstoffe (Salz, Zucker, Geschmacksverstärker,...) enthalten sind. Wir sind abhängig von künstlichem Geschmack und versuchen die Geschmacksarmut, die zwangsläufig bei der Industrienahrung entsteht, durch noch intensiver schmeckende Produkte zu kompensieren.

Die Inhaltsstoffe aus der Industrienahrung haben eine ähnliche Wirkung im Gehirn wie Suchtstoffe aus dem Rauschgift. Wir sind süchtig nach Reizverstärkern wie ein Drogensüchtiger und so wird der Essensfrust immer größer. Unser manipulierter und degenerierter Geschmackssinn macht uns fresssüchtig. Mit der Folge, dass wir dick und krank werden. Aber wie finden wir einen Ausweg aus dieser Abhängigkeit?

Wenn du dich entscheidest von jetzt auf gleich mit dem Konsum von so genanntem "Junk Food" oder "Fast Food" aufzuhören, dann wirst du erstmal mit einer Verschlechterung deines Gesundheitszustandes zu tun haben. Typische Entzugserscheinungen wie Nervosität, Stress oder Angstzustände können auftreten. Damit das nicht zu heftig für dich wird, solltest du deinen Konsum langsam reduzieren.

Mit der Methode des richtigen Kauens benötigst du automatisch viel weniger Nahrung. Nach einer gewissen Zeit wirst du wieder gelernt haben, durch deine Mundverdauung die mechanischen und chemischen Prozesse zu aktivieren. Mit dem Ergebnis, dass dir dann sowieso diese verfälschte Nahrung nicht mehr schmecken wird.

Alternative zur Industrienahrung: richtig kauen und gesunde Lebensmittel

Unser Körper ist nicht für industriell verarbeitete Nahrung geschaffen. Diese ist Vitalstoff arm, weich gekocht und wird fast ungekaut hastig hinuntergeschluckt. Damit dir das nicht passiert, versuche diese Nahrung nach und nach durch weniger stark verarbeitete Lebensmittel zu ersetzen und möglichst alles selbst frisch zuzubereiten.

Deine Nahrung sollte zum größten Teil aus pflanzlichen Lebensmitteln bestehen, die aus biologischem Anbau stammen. Achte hier wirklich auf die Qualität und nicht auf die Quantität. Das zahlt sich aus, denn in Untersuchungen hat man festgestellt, dass die Menschen die auf Qualität achten, insgesamt keine höheren Ausgaben haben. Das liegt daran, dass sie viel öfter auf Fast Food und Süßigkeiten verzichten, die zusammen gerechnet teurer sind.

Es lohnt sich auch, deinen Fleischkonsum zu reduzieren. Die Häufigkeit und die Menge beim Fleischverzehr können Probleme verursachen. Wird dann noch schlecht gekaut, kann das fatale Folgen haben.

Ok, ich kann schon verstehen, dass dir das am Anfang schwer fallen wird. Denke aber an die Belohnung die auf dich wartet, denn die einfachsten Nahrungsmittel, die nach einiger Zeit im Mund beginnen gut zu schmecken sind die wertvollsten – sie werden zur Delikatesse.

Noch viel wichtiger ist, dass du dich ganz nebenbei von deinen lästigen Krankheiten befreist und sich dein Körpergewicht normalisiert.

Auch wenn wir uns mit gesunden, natürlichen, biologischen Lebensmitteln ernähren, müssen wir wieder lernen, richtig zu kauen. Die Nahrung einzuspeicheln und zu verflüssigen bevor wir sie schlucken. Nur die aufgespaltene Nahrung kann vom Körper aufgenommen werden. Alles andere belastet uns unnötig und muss mit viel Energieaufwand wieder ausgeschieden werden.

Zwei wichtige Dinge auf die du noch achten solltest

1. Bewegung

Um in den ursprünglichen und natürlichen Zustand von Glück und Zufriedenheit zu kommen, solltest du dich ausreichend bewegen. Dein Verdauungskanal hat eigene Muskeln, ohne deren ausreichende Bewegung Störungen in Form von z.B. Verstopfung auftreten können.

Suche dir möglichst eine Ausdauersportart die dir Spass macht. Walken, Wandern oder Schwimmen können dir helfen deine Beschwerden zu lindern. Du solltest allerdings regelmäßig trainieren. Mit mindestens 30 Minuten 3x wöchentlich erreichst du schon einiges. Übertreibe es nicht und verfalle nicht dem Trend des Extremsports. Denn das ist eher nachteilig für deine Gesundheit. Es führt oft zu Sodbrennen, Durchfall oder sogar zu Darmblutungen.

Einfache Streck- und Beugeübungen fördern schon die Durchblutung in deinem Bauchraum, die z.B. durch langes und aufrechtes Sitzen sehr oft verringert ist.

Für ein Leben auf dem Bürostuhl und der Couch ist unser Körper nicht gemacht. Wir brauchen ein bewegtes Leben. Die körperliche Starre führt zu einer Starre im Kopf. Unsere Kreativität und geistige Leistung wird mit der Zeit immer weniger.

2. Atmung und Entspannung

Du kannst durch eine tiefe Bauchatmung die den Verdauungskanal umgebenden Muskeln wunderbar anregen. Sind wir gestresst, vernachlässigen wir die Bauchatmung. Aber umgekehrt hilft dir die Bauchatmung Stress abzubauen und du massierst schön deine Bauchorgane, was wiederum die Verdauung verbessert.

Die folgende Übung kannst du im Sitzen ganz leicht immer wieder in deinen Alltag integrieren:
Nimm eine gerade Sitzhaltung auf einem Stuhl oder auf dem Boden ein. Deine Wirbelsäule ist aufgerichtet und dein Kopf gerade, Kinn parallel zum Boden. Lege nun eine Hand auf deinen Bauch oberhalb des Nabels. Konzentriere dich auf die Position deiner Hand, atme bewusst gegen sie ein und aus. Beim Einatmen merkst du wie sie sich nach vorne bewegt und beim Ausatmen nach hinten. Atme konzentriert und entspannt tief ein und aus. Wiederhole das sieben bis zehnmal.

Du kannst die Übung auch im Liegen ausführen.
Lege Dich dazu ausgestreckt auf eine Decke auf dem Boden. Wenn du möchtest, schließe die Augen. Lockere deinen Körper, entspanne dich und lass dich einfach mal fallen. Nimm dir Zeit dafür, bis du ruhiger wirst. Konzentriere dich jetzt auf deinen Atem ohne ihn zu beeinflussen. Beobachte und folge ihm nur für einige Atemzüge.

Lege dann eine Hand auf deinen Bauch oberhalb des Nabels. Konzentriere dich auf die Position deiner Hand, atme bewusst gegen sie ein und aus. Beim Einatmen merkst du wie sie sich nach oben bewegt und beim Ausatmen nach unten. Atme konzentriert und entspannt tief ein und aus. Wiederhole das ca. 10 Minuten, 2-3 mal pro Woche.

Tipp:

Wenn du durch die Nase ein- und ausatmest, fällt es dir leichter, dich auf den Atem zu konzentrieren. Es ist für viele am Anfang hilfreich, die Hand auf den Bauch zu legen, damit du ein Gefühl dafür bekommst wo dein Atem ankommt. Nach einigen Übungen brauchst du das nicht mehr machen. Wenn du an Übersäuerung leidest, kannst du sehr gut auf diese Weise einen Teil der Säure über die Atmung neutralisieren.

Wie du nie wieder Heißhunger- oder Fressattacken bekommst

Zuerst erzähle ich dir die Wahrheit über die Entstehung von Heißhunger- und Fressattacken, die nirgends publik gemacht werden. Die meisten Menschen sind an regelmäßige Essenszeiten gewöhnt. Bleibt die Mahlzeit einmal aus, kann sich der Darm endlich mal der Aufarbeitung des liegengebliebenen unverdauten „Schmutzes" widmen. Es kommt zu Beschwerden wie Übelkeit, Schwindel, Schwächeanfälle, Magendruck etc. Durch die Aufräumaktion gelangen vermehrt Giftstoffe aus dem „Abfall" in die Blutbahn. Wird dann etwas gegessen verschwinden diese Unpässlichkeiten, da jetzt nur die neue Nahrung verarbeitet wird. Der alte „Schmutz" bleibt aber weiterhin liegen. Die Selbstvergiftung und die damit einhergehenden Beschwerden verschwinden wieder.

Um die Selbst Vergiftungs Symptome zu unterdrücken essen diese Menschen ständig, da sie glauben, es seien Hunger Symptome. In Wahrheit sind es aber Krankheitssymptome. Wenn diese Menschen einige Stunden nichts zu essen bekommen, oder nur sehr wenig, glauben sie gleich verhungern zu müssen. Ein schwerer Irrtum, den ich früher auch geglaubt habe. Immer wenn mein Blutzuckerspiegel nur leicht sank oder ich nicht zur gewohnten Zeit etwas zu Essen bekam, wurde ich sehr unruhig, ja schon fast aggressiv. Wie oft war ich im Urlaub auf der Suche nach einem guten und preiswerten Restaurant mit knurrendem Magen. Hatte ich endlich eins gefunden, was auch noch schön und ansprechend aussah, denn das Auge isst ja bekanntlich mit, musste ich erst mal die Karte rauf und runter bestellen, weil ich so einen Heißhunger hatte. Damit dir das nicht auch immer wieder passiert, habe ich folgende Empfehlungen für Dich:

Beginne noch heute mit dem richtigen Kauen. Damit pendelt sich die Insulinproduktion in deiner Bauchspeicheldrüse im Laufe der Zeit auf ein normales Niveau ein. Dein Blutzuckerspiegel fällt nicht mehr so heftig ab und signalisiert deinem Gehirn nicht ständig Hunger. Ich kann dir sagen, dass dieses Gefühl, des nicht mehr geplagt seins von Hunger, für mich absolut befreiend ist. Dir wird es mit dieser Methode auch viel leichter fallen, erst etwas zu essen, wenn du wirklich hungrig bist.

Trinke vor dem Essen ein bis zwei Gläser stilles Wasser. Damit erreichst du ein erstes leichtes Sättigungsgefühl und die Gefahr in eine Fressattacke zu verfallen wird minimiert. Zwischen den einzelnen Mahlzeiten sollte ein Zeitraum von mindestens vier Stunden liegen. Diese Zeit braucht der Magen zur vollständigen Verdauung. Beim Verzehr von Milchprodukten benötigt der Magen bis zu sechs Stunden um vollständig leer zu sein. Bei Wurst und anderen Fleischprodukten bis zu zwölf Stunden.

Warum du mit Diäten keinen Erfolg haben wirst

Über 90% der Menschen sind mit ihrem Körper unzufrieden. Das Hauptproblem ist meistens Übergewicht. Ernährungsbedingte Krankheiten sind mittlerweile schon bei Jugendlichen keine Seltenheit mehr, wie zum Beispiel Diabetes das früher als altersbedingte Krankheit galt. Besonders junge Frauen zwischen 15 und 30 sind häufig Essgestört. Die Rate bei jungen Männern steigt ebenfalls stetig an. Sie machen strikte Hungerkuren, nehmen Abführmittel, Diätpillen und Entwässerungspräparate die zu Magersucht oder Bulimie führen können. Während den Diäten wird zu einseitig und zu wenig gegessen. Sehr oft wird dazu noch zu viel und zu extrem Sport betrieben.

Das alles macht auf Dauer keinen Sinn. Denn nach den Radikalkuren, wenn wieder „normal" gegessen wird, nehmen unsere Fettzellen alles auf was sie bekommen können. Das bedeutet, dass wir nach einer Diät schnell wieder zunehmen und nachher mehr wiegen als vorher, da unser Stoffwechsel durch die Diät langsamer wird und so automatisch weniger Kalorien verbrannt werden (typischer Jo-Jo-Effekt). Der Verzicht nützt nichts!!! Nur die Diätindustrie profitiert davon, unser Körper leidet. Durch ständige Diätkuren wird man zu einem krankhaften Esser, da die biologischen Steuerungsmechanismen für Hunger und Sättigung völlig aus dem Gleichgewicht geraten.

Um aus diesem Teufelskreis auszubrechen und dich nie wieder mit Diäten herumquälen zu müssen, solltest du wie folgt vorgehen: Verbiete dir keine Nahrungsmittel auf die du Appetit hast. Geniesse ruhig süße oder fettige Kalorienbomben. Versuche sie aber in kleinen Mengen zu genießen und kaue sie gut, speichel sie ordentlich ein, bevor du sie schluckst. Nach einer Weile, wenn du ein geübter Kauer geworden bist, wirst du automatisch weniger Lust auf Kalorienbomben haben. Das heißt, du nimmst langsam aber stetig ab und das auch noch mit Genuss und ohne auf etwas verzichten zu müssen. Du wirst zu einem absoluten Feinschmecker. Das ist doch richtig toll, oder? Probiere es gleich mal aus!

Minimalismus und Ernährung

Hast du dich schon mal mit dem Thema Minimalismus beschäftigt, um ein einfacheres und glücklicheres Leben zu führen? Dann solltest du dir auch mal deine Ernährung und dein Essverhalten genauer anschauen, denn allzu oft wird das bei den ganzen Entrümpelungs-Aktivitäten vernachlässigt. Der ständige materielle Konsum macht uns abhängig und wirkt wie eine Droge. Diese Abhängigkeit überträgt sich auch auf deine Ernährung und dein Essverhalten. Es betäubt dich und trennt dich von deinem wahren Wesen.

Lass dich nicht von den Werbeversprechen der Lebensmittelindustrie zum Konsum von Fast Food oder Süßwaren verleiten, denn die machen süchtig. Außerdem gibst du damit deine Verantwortung an die Hersteller ab, die für dich entscheiden, wie deine Nahrung zusammengesetzt wird. Gewinne wieder selbst die Kontrolle über deine Ernährung und dein Essverhalten. Entscheide selbst was und wie du isst. Denke daran: Die einfachsten Speisen werden durchs richtige Kauen zu Delikatessen.

Kaufe frische Lebensmittel und bereite sie selbst zu. Das führt zu mehr Klarheit, denn dadurch weißt du was du isst. Genauso kannst du das auch mit deinen Getränken oder Smoothies praktizieren. Du musst dich nicht mit Entscheidungen in einem riesigen Supermarkt herumquälen. Trinke einfach Wasser und bereite dir deine Smoothies selbst zu.

Dabei fällt mir gerade ein Trick ein, wie du sogar in deinem Mund einen Smoothie herstellen kannst. Nimm einfach die Zutaten in kleinen Stücken in deinen Mund. Kaue so lange bis sich alles verflüssigt hat und schon hast du, ohne viel Aufwand, deinen eigenen Smoothie hergestellt. Nichts anderes machen auch die Affen. Das konnte ich mal auf einer Reise in Costa Rica beobachten. Sie stopften sich gleichzeitig die Früchte und die Blätter von einem Baum in den Mund.

Wenn du es schaffst die materiellen minimalistischen Werte auf deine Ernährung zu übertragen, dann ernährst du dich automatisch einfach und gesund. Änderst du zusätzlich noch dein Essverhalten und kaust alles gut durch, was du zu dir nimmst, wirst du mit einem unglaublich befreienden Gefühl belohnt. Bei mir hat sich dieses Gefühl schon so fest verankert, dass das Essen für mich nicht mehr den hohen Stellenwert hat wie früher. Es vereinnahmt mich nicht mehr ständig. Es ist sehr beruhigend zu wissen, dass ich weniger Nahrung benötige und im schlimmsten Fall mit sehr wenig auch zurecht kommen kann. Bitte nicht falsch verstehen, es geht mir hier nur darum dir aufzuzeigen, dass sich bei mir durch das richtige Kauen meine Denkweise sehr verändert hat. Diese beruhigenden Gedanken bedeuten für mich Freiheit. Ich wünsche mir von ganzem Herzen, dass du das auch erreichst.

Wie du siehst, kannst du durch richtiges Kauen einen wertvollen Beitrag zu mehr Minimalismus leisten. Dein Wunsch nach mehr Einfachheit wird erfüllt und befreit dich.

Dein 30-Tage-Programm

Mittlerweile hast du einige Hintergrundinformationen zum Thema richtiges Kauen und wertvolle Tipps von mir erhalten. Vielleicht hast du es selbst auch schon mal ausprobiert und konntest das wohltuende Gefühl nach dem Essen bereits genießen. Wenn es für dich noch nicht zur Gewohnheit geworden ist, werde ich dir jetzt zeigen, wie du es einfach innerhalb von 30 Tagen in dein Leben implementieren kannst um dauerhaft Gesund zu bleiben.

Warum 30 Tage fragst du dich bestimmt. Weil es wissenschaftlich bewiesen ist, dass wir nach ca. 30 Tagen neue Gewohnheiten dauerhaft etablieren können. Wir denken nicht mehr viel darüber nach. Wie z.B. das Schwimmen. Als Kind mussten wir erstmal die Koordination zwischen den Armen und Beinen üben. Bis das alles von selbst abläuft. Dann schaltet unser Körper auf Autopilot. Wir springen ins Wasser und die Schwimmbewegungen setzen von ganz alleine ein.

Los geht's:

1. Formuliere ein Ziel

Das ist wichtig, denn dein Gehirn konzentriert sich auf deine Zielvorgabe. Es ist wie bei einem Navigationsgerät. Ohne Zieleingabe wirst du in den Straßen umher irren. Nimm dir vor, die nächsten 5 Tage jedes Essen und Getränk mindestens 30 mal richtig gut zu kauen. Erhöhe danach auf mindestens 50 Kaubewegungen für die restlichen 25 Tage.

2. Auslösereiz definieren

Unser Gehirn benötigt einen Auslösereiz, um eine Gewohnheit zu aktivieren. Du kannst das gut beobachten, wenn du ins Auto einsteigst und dich ganz automatisch anschnallst. Der Auslöser ist in diesem Fall der Fahrersitz. Du kannst für dich z.B. deinen Platz am Esstisch als Auslöser festlegen. Immer wenn du dort Platz nimmst, verbindest du das mit deinem Ziel: alles was du auf diesem Platz isst, wird richtig gut gekaut.

3. Routine

Mit der Zeit wirst du feststellen, dass du an deinem festgelegten Ort das Essen nicht mehr runterschlingen kannst. Denke an das Anschnallen. Du kannst heute nicht mehr ohne Gurt losfahren. Es wird zur Routine.

4. Belohnung

Denke an die Belohnung, die durch richtiges Kauen auf dich wartet. Das ultimative Geschmackserlebnis. Damit machst du die Entscheidung für dein Gehirn leichter, dass es sich lohnt das richtige Kauen zu deiner Gewohnheit zu machen. Denke aber nicht nur an die kurzfristige Belohnung. Denn langfristig wirst du mit einer besseren Gesundheit dein Leben entscheidend verbessern können. Wenn die Belohnung für dich groß genug ist, wirst du eher dabei bleiben. Nach einer gewissen Zeit werden sich der Auslösereiz und die Belohnung immer mehr miteinander verbinden. Du möchtest gar nicht mehr anders essen und trinken. Es entwickelt sich ganz automatisch zu einer Gewohnheit.

Tipp:

Such dir Verbündete! Fällt es dir schwer deine Essgewohnheiten alleine zu ändern? Frage doch einfach mal deinen Partner, deine Kinder, deine Verwandten oder Freunde, ob sie Lust haben mitzumachen. Vielleicht findet sich eine Person, die mit den gleichen Problemen wie du kämpft. Ihr könnt euch gegenseitig motivieren und austauschen. Gemeinsam ist es leichter, Ziele zu erreichen und es macht mehr Spaß.

Gehe nur dann einkaufen, wenn du satt bist, sonst ist die Versuchung groß, bei Süßigkeiten und co. schwach zu werden. Was du gekauft hast, isst du auch!!!

Das schont deinen Geldbeutel, da du weniger einkaufst, als wenn du hungrig bist.

Mehr Gesundheit durch Eigenverantwortung

Ich erinnere mich noch sehr gut an den ersten Termin bei meinem Arzt wegen meinen Darmbeschwerden. Wenn ich heute darüber nachdenke, mit welcher Erwartungshaltung ich eigentlich zu ihm kam! Er sollte mir irgendetwas verschreiben, damit meine Beschwerden sofort verschwinden. So zu sagen die Wunderpille, mit der alles von heute auf morgen besser wird. Was für ein Irrsinn! Die Verantwortung für die eigene Gesundheit an den Arzt abzugeben.

Damals hatte ich einfach noch nicht das Wissen über meinen Organismus das ich heute habe. Daher konnte ich mein Tun noch nicht selbst verantworten. Heute wäre für mich solch eine Forderung undenkbar. Ich kann nicht von anderen Menschen verlangen, dass sie mich heilen. Jeder Mensch ist für sich selber verantwortlich und kann diese Verantwortung nicht an irgendjemand anderen abgeben. Auf lange Sicht gesehen führt nur ein Weg zur vollkommenen Gesundheit, nämlich wenn du deine Selbstheilungskräfte mit der Methode des richtigen Kauens aktivierst. Übernehme ab heute selbst die Verantwortung für deine eigene Gesundheit. Fange an, alles richtig gut zu kauen. Es ist nur ein kleiner, einfacher Schritt, der dich aber im laufe der Zeit von der Abhängigkeit anderer Menschen befreit. Die Heilung kann nur in dir stattfinden.

Deine Schritte zum Erfolg
in Kurzform

Zum Schluss noch einmal die einzelnen Schritte in Kurzform, wie du das richtige Kauen erfolgreich umsetzen kannst:

- nimm dir Zeit für deine Mahlzeiten

- trinke vor dem Essen ein Glas Wasser, nicht zum essen

- genieße die Vorfreude auf die nächste Mahlzeit

- Sitze entspannt und aufrecht ohne Ablenkung, am besten alleine

- kein Radio, kein Fernsehen, keine Gespräche

- nimm einen kleinen Teller mit einer kleinen Essensportion

- rieche am Essen, lass es einen Moment auf dich wirken, bevor du mit essen anfängst

- nimm nur kleine Bissen in den Mund

- achte auf die Konsistenz

- lege nach jedem Bissen die Gabel und das Messer wieder ab

- kaue langsam und gründlich bis die Nahrung gut eingespeichelt und fast flüssig ist

- konzentriere dich nur auf den aktuellen Bissen und das Kauen

- lehne dich dabei aufrecht und entspannt zurück, genieße den Kauvorgang

- zähle deine Kaubewegungen, es sollten mindestens 30 - 50 sein

Fazit und Vision

Wenn du bis hierher gelesen hast, dann verfügst du über das Wissen und den wertvollen Schlüssel zu einer langfristigen und guten Gesundheit. Du selbst hast es in der Hand, deinen natürlichen Schluckreflex wieder zu aktivieren. Dein Darm und dein ganzer Körper werden es dir mit Wohlbefinden danken. Es ist nur eine kleine Änderung an deinem Essverhalten mit großer Wirkung.

Ich hoffe, ich konnte dir mit meinen Erfahrungen, meinen Kenntnissen, sowie den Anleitungen und den unzähligen Tipps helfen, deine Beschwerden zu lindern oder sogar ganz zu beseitigen. Darüber würde ich mich riesig freuen.

Schaue gerne wieder in dieses Buch, wenn es bei dir immer noch im Magen- und Darmbereich zwickt und kneift. Lies dir nochmals die Anleitung zum richtigen Kauen durch oder nimm dir das 30-Tage-Programm vor. Vielleicht fällt es dir leichter mit dem richtigen Kauen zu beginnen, wenn du dir der Vorteile und Auswirkungen die auf dich warten bewusst wirst. Das ist auf jeden Fall ein Ansporn heute noch zu beginnen. Aus meiner Erfahrung kann ich dir sagen, dass man sich mit einem Thema oft mehrmals beschäftigt bis es fest im Alltag implementiert ist.

Hast du es geschafft, dann erzähle möglichst vielen von deinem Erfolg mit dem richtigen Kauen. Behalte dein Wissen und deine Erfahrungen nicht für dich. Hilfst du anderen Menschen damit, bekommst du auch wieder etwas zurück. Dann werden wir alle zusammen glücklicher und gesünder miteinander leben.

Ich wäre dir auch sehr dankbar für eine positive Rezension auf Amazon, wenn dir dieses Buch geholfen hat deinen Gesundheitszustand zu verbessern. Mein Ziel ist es, so vielen Menschen wie möglich mit dieser einfachen Methode zu helfen, ihre Leidenswege aus unzähligen Arztbesuchen, gescheiterten Therapieversuchen und erfolglos abgebrochenen Diäten zu beenden. Mit deinem Feedback können wir zusammen dieses Ziel erreichen.

Es ist ganz einfach: Gehe jetzt auf www.amazon.de für deine wertvolle Rezension. Gebe in das Suchfeld den Titel „HILF DEINEM DARM" ein. Klicke auf das Buch und dann auf „Kundenrezension verfassen". Schreibe einfach in wenigen Sätzen, wie dir das Buch helfen konnte oder was dir gefallen hat. Als Dankeschön dafür, erhältst du von mir ein kleines e-book mit den besten Alternativen zu Schokolade, Chips & Co. Geschenkt.

Sobald du die Rezension abgegeben hast, schicke mir einfach eine e-mail an rezensionen@1fachgesund.de und ich lasse dir dann das e-book zukommen. Vielen Dank schon mal vorab.

1fachGESUND

Kennst du schon meinen Blog www.1fachgesund.de? Dort stelle ich dir einfache und alltagstaugliche Wege vor, die dir helfen, wenn du:

- **abnehmen** möchtest

- dich von deinen **Krankheiten befreien** möchtest

- dich **gesund ernähren** möchtest

- deine Gewohnheiten in **gesunde Gewohnheiten** ändern möchtest

- oder einfach nur **gesund und fit** werden möchtest

Mein Wissen und meine Erfahrungen wie ich diese Ziele erreicht habe, möchte ich dir dort gerne weitergeben.

Das Besondere an www.1fachgesund.de ist, dass du nicht nur von meinen Erfahrungen und meinem Wissen profitierst. Nein, du erhältst auch immer wieder exklusives Fachwissen aus der großen Hausarztpraxis von Dr. med. Wolfgang Maibach.

Damit du keinen Artikel mit wertvollen Informationen zum Thema 1fachGESUND und meine Buchneuerscheinungen verpasst, gehe jetzt auf:

www.1fachgesund.de

Melde dich für den kostenlosen Newsletter an und du erhältst als Dankeschön ein e-book geschenkt.

Ich wünsche Dir viel Erfolg und beste Gesundheit dein Leben lang.

Mario Dinges